Akanksha Shirsath
Aishwarya Shinde
Nilesh Auti

Validação para estimativa simultânea de Telmisartan e Cilnidipina

Akanksha Shirsath
Aishwarya Shinde
Nilesh Auti

Validação para estimativa simultânea de Telmisartan e Cilnidipina

Método de Validação

ScienciaScripts

Cover image: www.ingimage.com

This book is a translation from the original published under ISBN 978-620-4-20059-0.

Publisher:
Sciencia Scripts
is a trademark of
Dodo Books Indian Ocean Ltd., member of the OmniScriptum S.R.L Publishing group
str. A.Russo 15, of. 61, Chisinau-2068, Republic of Moldova Europe
Printed at: see last page
ISBN: 978-620-4-16244-7

TABELA DE CONTEÚDOS

LISTA DE TABELAS

1. INTRODUÇÃO:

1.1. HIPERTENSÃO:

A hipertensão arterial (HTN) também é conhecida como pressão arterial elevada. É um distúrbio médico em que a pressão sanguínea aumenta acima do nível normal. A pressão arterial elevada é classificada como pressão arterial elevada primária (essencial) ou pressão arterial elevada secundária. Cerca de 90-95% dos casos são de pressão arterial elevada primária (essencial), conhecida como pressão arterial elevada devido a estilos de vida não específicos e a factores genéticos. Fatores de estilo de vida que aumentam o risco, que incluem excesso de sal, excesso de peso corporal, fumo e álcool. Os 5-10% dos casos são categorizados como pressão arterial secundária, que é definida como pressão arterial elevada devido a uma causa identificável, tal como, desordem endócrina ou o uso de pílulas anticoncepcionais que estreitam as artérias renais, doença renal crônica. A pressão arterial é expressa por duas medidas, a sistólica e a diastólica, respectivamente. A pressão arterial sistólica normal em repouso está na faixa de 100-140 milímetros de mercúrio (mmHg) e 60-90 mmHg diastólica. A pressão arterial alta está presente, a pressão arterial em repouso é persistentemente igual ou superior a 140/90 mmHg para a maioria dos adultos. A hipertensão arterial ou a pressão arterial alta é um grave problema de saúde que afecta quase 40 a 50 por cento da população. De acordo com a recente análise da Organização Mundial de Saúde (OMS), o número total de pessoas que sofrem de hipertensão arterial está previsto para cerca de 1,57 mil milhões até 2025.

1.1.1. Causa [03-04]:

A pressão arterial aumenta com o envelhecimento e o risco de se tornar hipertenso em vida posterior é considerável. Vários fatores ambientais influenciam a pressão arterial. A alta ingestão de sal aumenta a obesidade da pressão arterial, a falta de exercício e a depressão podem ter um papel importante em casos individuais. [4]Os outros factores, como a deficiência de vitamina D e o consumo de cafeína, são menos claros. A resistência à insulina é comum na obesidade e é um componente da síndrome X (ou síndrome metabólica), também se pensa que contribui para a hipertensão3.

1.1.2. Diagnóstico [05-06]:

Para medir a pressão arterial usando um medidor de pressão, o médico normalmente coloca uma manga insuflável à volta do braço e mede a pressão arterial.
Uma unidade de pressão arterial é dada em milímetros de mercúrio (mm Hg), tem dois números. O primeiro, ou superior, indica a pressão que o seu sangue está a exercer contra a parede arterial quando o seu coração bate (pressão sistólica). O segundo, ou número inferior, indica quanto a pressão nas artérias entre batimentos (pressão diastólica).
As medições de pressão arterial dividem-se em 4 categorias:

- **Pressão sanguínea normal. A** pressão arterial é considerada normal se estiver abaixo de 120/80 mm Hg.
- **Tensão arterial elevada.** Pressão arterial elevada significa que a sua pressão arterial está ligeiramente acima do normal uma pressão sistólica que varia entre 120 e 129 mm Hg e uma pressão diastólica abaixo dos 80 mm Hg. A tensão arterial elevada piora com o tempo, a menos que sejam tomadas medidas para controlar a tensão arterial.
- **Etapa 1 da hipertensão: A** hipertensão de fase 1 é uma pressão sistólica que varia de 130 a 139 mm Hg ou uma pressão diastólica que varia de 80 a 89 mm Hg.
- **Hipertensão estágio 2: A** hipertensão estágio 2 é uma pressão sistólica de 140 mm Hg ou superior ou uma pressão diastólica de 90 mm Hg ou superior.

1.1.3. Tratamento da hipertensão07[, 11]:

Algumas pessoas mudam de estilo de vida sozinhas é suficiente para controlar a sua tensão arterial elevada. Mas muitas também tomam medicamentos para tratar a sua condição. Existem muitos tipos diferentes de medicamentos para a tensão arterial com diferentes modos de acção.
Os medicamentos para hipertensão podem ser divididos nas categorias listadas abaixo, com base na forma como funcionam.

Classificação dos medicamentos anti-hipertensivos:

- Diuréticos de tiazida (por exemplo, clorotiazida)
- Beta-bloqueadores (por exemplo, Atenolol, Metoprolol succinato)
- Inibidores da enzima conversora da angiotensina (ECA) (por exemplo, Captopril)
- Angiotensin II bloqueadores de receptores (ARBs) (ex.

Valsartan,Telmisartan)

- Bloqueadores dos canais de cálcio (por exemplo, Amlodipina, Cilnidipina)

1.3. QUÍMICA ANALÍTICA12-18:

A química analítica preocupa-se com a caracterização química, tanto qualitativa como quantitativa.

- **Objectivos da Química Analítica:**
- Desenvolvimento da teoria do método analítico de todas as formas possíveis.
- Aperfeiçoamento e substancialização científica dos métodos analíticos existentes.
- Elaboração científica de novos métodos analíticos, que satisfaçam os requisitos do avanço da ciência e da produção moderna.
- Análise de substâncias naturais, ambiente e também de materiais industriais.

B. Análise Qualitativa:

A análise qualitativa trata da identificação de elementos, íons ou compostos presentes na amostra. Fornece informações sobre espécies atômicas ou moleculares ou grupos funcionais que estão presentes na amostra.

C. Análise Quantitativa:

A Análise Quantitativa trata da determinação da quantidade de um ou mais constituintes presentes na amostra. A amostra de análise pode ser sólida, líquida ou gasosa.
As informações são as seguintes:

- Análise completa: Determina o montante de cada componente de uma amostra.
- Análise final: Determina a quantidade de cada elemento presente em uma amostra, independentemente de sua composição real.
- Análise parcial: Determina uma ou um número limitado de espécies em uma amostra.

Para a análise qualitativa e quantitativa da amostra, o químico analítico aplica uma abordagem científica que consiste numa série de passos, como se segue;

- Compreender e definir o objetivo da análise
- Técnicas a serem utilizadas
- Amostragem e preparação de amostras
- Pesquisa bibliográfica
- Aplicação adequada do método
- Análise de dados e relatórios

Atualmente a técnica espectroscópica e cromatográfica é amplamente utilizada para a análise de fármacos ativos, ou seja, espectroscopia ultravioleta-visível (UV), cromatografia líquida de alta performance (HPLC), etc. A HPLC é o método cromatográfico mais popular utilizado nas indústrias farmacêuticas. Estes métodos são populares devido à sua sensibilidade, determinação quantitativa precisa e sua adequação a uma ampla gama de fármacos.

1.3.1. Espectroscopia visível aos raios UV19-23:

A espectroscopia visível por UV é utilizada para a determinação de analitos como íons, macromoléculas e compostos conjugados. A análise espectroscópica é realizada principalmente em soluções, mas sólidos e gases também podem ser estudados. A espectroscopia visível UV pode ser usada para determinar a concentração do absorvedor em uma solução. Usando a espectroscopia UV podemos descobrir como a absorvância muda com a concentração.

1.3.1.1. Instrumentação:

Existem diferentes instrumentos de absorção utilizados para recolher os espectros UV-Visible Spectra:

- Espectrômetro de feixe único

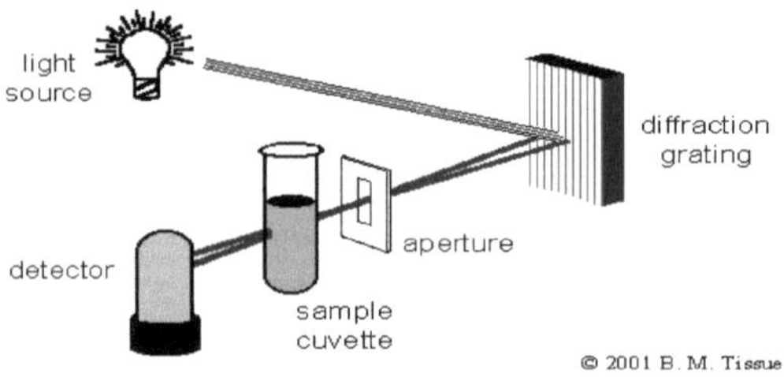

Fig.No.1: Espectrofotômetro de feixe único visível por UV

- Espectrômetro de feixe duplo

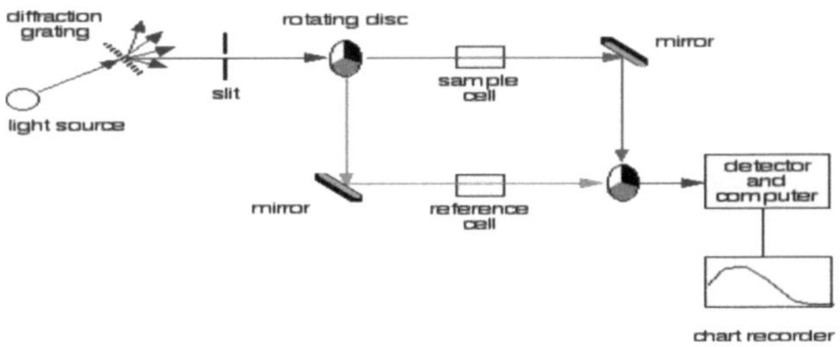

Fig.No.2: Espectrofotômetro de feixe duplo visível por UV

Os componentes do espectrofotómetro de feixe duplo visível da UV-Visible são

- Fonte de luz
- Monocromador
- Células de amostra
- Detector

Estes espectrofotômetros UV têm uma fonte de luz comumente uma lâmpada de deutério ou tungstênio, um suporte de amostra e um detector, alguns têm um filtro para selecionar um comprimento de onda de cada vez. O espectrofotômetro UV de feixe único tem um filtro ou um monocromador para analisar um comprimento de onda de cada vez. O espectrofotômetro de feixe duplo tem um monocromador e depois há um divisor e uma série de espelhos para levar o feixe até uma amostra e a amostra de referência a ser analisada, ele dá um monocromador mais preciso entre a amostra e a fonte; em vez disso, ele tem um detector de matriz de diodos para detectar simultaneamente a absorbância em todos os comprimentos de onda.

1.3.1.2. Calibração e referência:

Uma referência em branco será usada no início da análise do solvente, que são água, hexanos, etc. e se a concentração das amostras de análise precisa ser realizada, as soluções de calibração precisam ser feitas corretamente. Se as soluções não forem preparadas com precisão, a concentração real da amostra não será determinada com precisão.

1.3.1.3. Seleção de solvente:

Cada solvente tem um comprimento de onda de absorção visível à luz UV. O comprimento de onda de corte do solvente significa o comprimento de onda abaixo do qual o solvente absorve toda a luz. Assim, quando escolhemos um solvente sabemos o seu comprimento de onda de absorção e o seu comprimento de onda de corte. Se eles estiverem próximos, escolha um solvente diferente.

As aplicações importantes são

- Identificação e determinações quantitativas, moléculas orgânicas e inorgânicas.
- Determinação quantitativa de misturas de analito.
- Monitorização e identificação de efluentes cromatográficos.
- Determinação de estequiometrias e reacções químicas.
- Monitoramento de processos ambientais e industriais.
- Os tempos típicos de análise variam de 2 a 30 minutos para a amostra.

1.3.2. Cromatografia Líquida de Alto Desempenho (HPLC) [23-37]:

É uma técnica em química analítica utilizada para separar os componentes em uma mistura, para identificar cada componente e para quantificar cada componente. Depende das bombas para passar um solvente pressurizado contendo a mistura da amostra através de uma coluna preenchida com um material adsorvente sólido. Cada componente da amostra interage de forma diferente com o material adsorvente, o que pode levar a taxas de fluxo diferentes para os diferentes componentes e que levam à separação dos componentes à medida que fluem através da coluna. A cromatografia pode ser descrita como um conjunto de técnicas laboratoriais para a separação da mistura. A HPLC depende de bombas para passar um solvente líquido pressurizado e uma mistura de amostras através de uma coluna cheia com um material adsorvente, levando à separação dos componentes das amostras em mistura. O componente ativo do sorvente é principalmente um material granular de partículas sólidas que são sílicas, polímeros, etc. Os componentes da mistura da amostra são separados uns dos outros devido aos seus diferentes graus de interacção com as partículas de sorbente. O solvente líquido pressurizado é uma mistura de solventes como, por exemplo, água, acetonitrilo e/ou metanol e é conhecido como "fase móvel". A sua composição e temperatura desempenham um papel vital no processo de separação através das interacções entre os componentes da amostra e o adsorvente. Essas interações são de natureza física, tais como hidrofóbicos asdipolo e iônicos (dispersivos), na maioria das vezes uma combinação.

1.3.2.1. Instrumentação para HPLC:

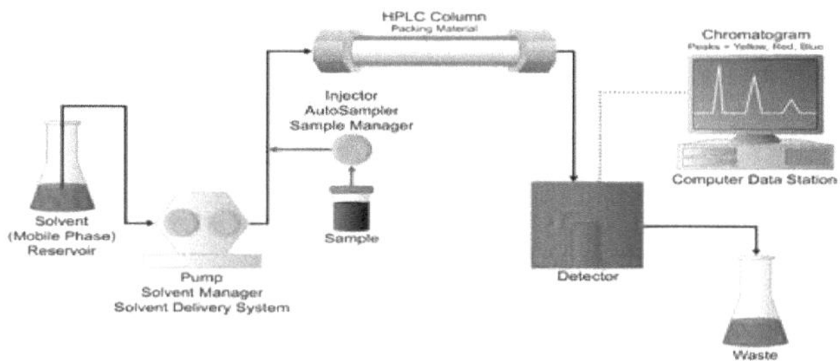

Fig.No.3: Cromatografia Líquida de Alta Performance

1.3.2.2. Vários componentes do HPLC:

- Sistema de entrega de solventes, incluindo a bomba
- Sistema de injecção de amostras
- Coluna Cromatográfica
- Detector

A. Sistema de entrega de solventes

Uma fase móvel é bombeada sob pressão de um ou vários reservatórios e flui através da coluna a uma velocidade constante. Para a separação de fases normais a potência de eluição aumenta com o aumento da polaridade para a separação de fases invertida aumentando a polaridade a potência de eluição diminui. Um desgaseificador é usado para remover gases dissolvidos do solvente. Para a separação de fases normal, o poder de eluição aumenta com o aumento da polaridade, aumentando a polaridade e diminuindo a potência de eluição.

B. Bomba

- O trabalho da bomba é forçar uma fase móvel através da cromatografia líquida a um caudal específico mililitro por minuto (ml/min).
- Os fluxos normais de HPLC variam entre 1 a 2 ml/min.
- As bombas podem atingir pressões entre 6000-9000 psi (400 a 600 bar).

- Na cromatografia a bomba isocrática pode fornecer uma composição de fase móvel constante ou em gradiente aumenta a composição de fase móvel.
- Com base nestes requisitos da bomba HPLC, existem três tipos como
- Seringa de rosca
- bomba alternativa
- A bomba pneumática ou de pressão constante.

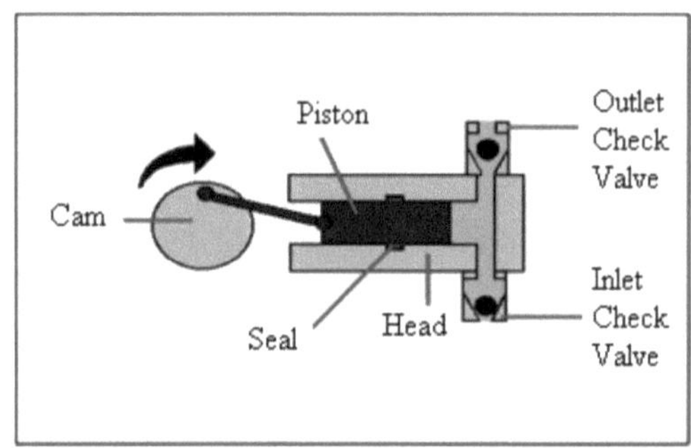

Fig.No.4: Bomba de HPLC

C. Injector

- O injector é utilizado para introduzir a amostra no fluxo de fluxo da fase móvel.
- Os volumes típicos das amostras são de 5 a 20 µl.
- O injector deve ser capaz de suportar as altas pressões do sistema líquido.
- Um auto é uma versão automática para, quando o usuário tem muitas amostras para analisar ou quando a injeção manual não é prática.

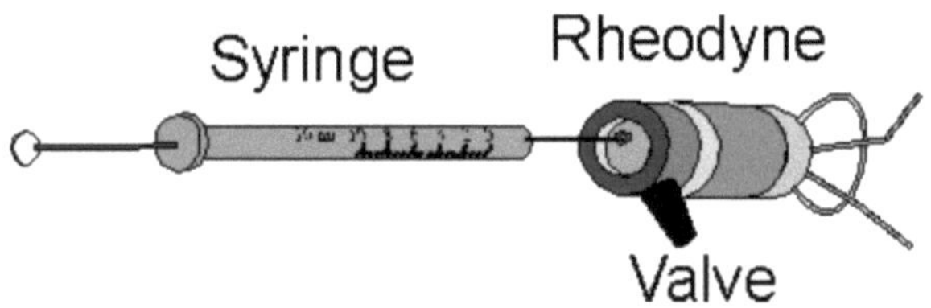

Fig.No.5: Injetor de HPLC

D. Coluna

- É considerado como o coração do cromatógrafo. A fase estacionária da coluna separa os componentes da amostra.
- As pequenas partículas de tamanho dentro da coluna causam a alta contrapressão do que as taxas de fluxo normais.
- A bomba empurra a coluna móvel de fase é dura e esta resistência causa uma alta pressão no cromatógrafo.
- Existe um tipo diferente de coluna cromatográfica com base na sua composição e método de separação
- Coluna de fase normal
- Coluna de fase reversa
- Coluna de troca de íons
- Coluna de exclusão de tamanho

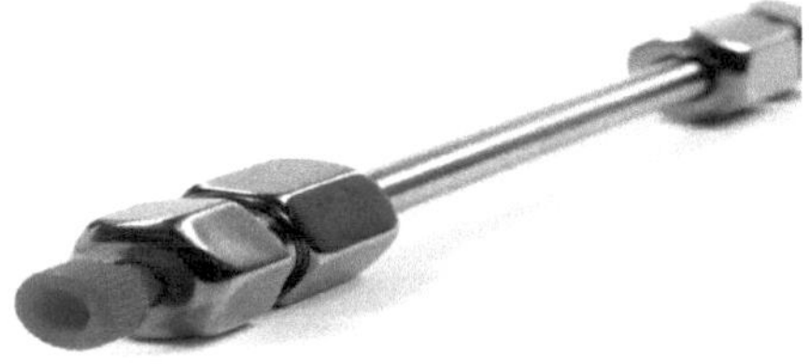

Fig.No.6: Coluna de HPLC

E. Detector

- O detector pode detectar cada componente que se elude a partir da coluna.
- Um detector serve para medir a quantidade dessas moléculas, para que o químico possa analisar quantitativamente os componentes da amostra.
- O detector tem uma saída para um computador ou gravador que resulta no Cromatograma. O telégrafo da resposta do detector.

Tabela 1: Detectores Empregados em HPLC

Detectores	Vantagens	Limitações
UV-Visible	Funciona com todas as moléculas	Não específico: amostras complexas, absorção
Diodo Fotográfico Array (PDA)	Funciona para todos os comprimentos de onda	Alto limite de detecção
Fluorescência	Muito específico, limite baixo de detecção	Nem tudo fluoresce
InfravermelhoRadiação(IR) e Índice Refrativo (RI)	Funciona com todas as moléculas Funciona com todas as moléculas	Muitos solventes ativos de RI Sensível à temperatura, alto limite de detecção
Espalhamento	Resposta uniforme; 5mg/25mllimit de detecção	Não interferência específica do solvente
Eletroquímica	Comercialmente disponível	Não específico; alto limite de detecção
Espectrômetro de Massa (EM)	O baixo limite de detecção,identificação do analista	Capacidade de ionizar o analista

1.3.3. Desenvolvimento de Métodos em HPLC:

Uma melhor Coluna, fase móvel e bons esforços de detecção de comprimento de onda na seleção podem fazer diferença ao desenvolver o método HPLC para análise de rotina. Algumas propriedades importantes dos compostos da amostra devem ser coletadas como peso molecular, propriedades ácido/base, solubilidade e espectro UV.

Tabela 2: Métodos Comumente Utilizados em HPLC:

	Reverse Cromatografia Fase	**Normal Cromatografia Fase**
Mecanismo	Retenção por o interação da fase estacionária com a cadeia não polar de hidrocarbonetos com partes não polares do composto da amostra.	Retenção por o interação da superfície polar da fase estacionária com as partes polares das moléculas da amostra.
Fase estacionária	siloxano ligado com grupos funcionais não polares como n-octadecyl (C-18) ou n- octyl (C-8), etil, fenyl, -(CH2 n-diol, (CH2) n-CN moléculas.	CN, SiO2, Al2O3, -NH2 siloxano colado com grupo funcional polar.
Fase móvel	Metanol, acetonitrilo, polarsolventes de água ou tampão.	Não-polarsolventes como heptano, hexano, ciclohexano, clorofórmio, éter etílico, dioxano.
Aplicação	Separação de carboxilícidos não iônicos e de substâncias polares não polares a médios hidrocarbonetos)	Separação de substâncias não iônicas, não polares a substâncias polares médias.
Ordem de Eluição	A maioria dos componentes polares são eluídas primeiro.	Os componentes menos polares são eluídos primeiro.

1.3.4. Instrumento utilizado:

JASCO PU 2080 HPLC 200047:

A série LC-2000plus JASCO é o mais recente desenvolvimento em Cromatografia Líquida de Alto Desempenho estes HPLCmeet os requisitos chave do laboratório analítico de hoje.

1.4.3.1. Bomba:

(bomba PU-2080 HPLC)

O modelo JASCO PU-2080 é uma bomba HPLC com todas as funções, projetada para atender a todas as exigências dos laboratórios modernos. O SSQD é um sistema de bombeamento de sucção lenta, de entrega rápida é um fluxo de solvente mais confiável e livre de pulso. O design simples consiste em apenas 2 êmbolos e 2 válvulas de retenção para máxima fiabilidade e facilidade de manutenção. O modelo PU2080i também está disponível para separações biológicas sem contato de material metálico.

1.4.3.2.Coluna: Coluna RP-C18 (PurospherRSTAR)

A clássica coluna de fase reversa, a otimização da sílica e as fases ligadas tornam o C18 um verdadeiro cavalo de batalha para a grande maioria das separações por HPLC. Sua alta área de superfície confere ao C18 forte retenção hidrofóbica e alta capacidade de carga para aplicações preparatórias. As colunas Purospher® STAR RP-18 de HPLC com tampas nas extremidades são concebidas para uso universal. Estes HPLC permitem que os compostos básicos, neutros e quelantes metálicos sejam facilmente separados com fases móveis simples sem pico de cauda com base em sílica de alta pureza, as colunas oferecem melhores características de retenção, a estabilidade do pH varia de 1,5 a 10,5 em uma ampla faixa de temperatura e a adequação até 100% de fases móveis aquosas As colunas de HPLC Purospher® STAR RP-18 com tampas nas extremidades têm aplicações de alto rendimento e oferecem a máxima flexibilidade na escolha do melhor cromatógrafo para separação.

Características e Benefícios:

- A puritysilica mais alta (99,999%)usa estes dá uma excelente simetria de pico.
- Alta eficiência de separação.
- Resultados reprodutíveis de execução para execução e de lote para lote.
- O melhor desempenho de acordo com Tanaka.

- A melhor estabilidade de pH de pH 1,5 a 10,5.
- Boa aptidão para aplicações deLC-MS.

Detector:

- **UV-2070/2075 Detector UV-Vis**

Com 15 cm de espaço de bancada, os UV-2075/2070 têm capacidades versáteis para satisfazer as necessidades mais complexas do laboratório analítico moderno, de modo a proporcionar aos detectores mais sensíveis e estáveis, utilizando um monocromador de montagem Czerny-Turner uma ampla faixa de comprimento de onda de 190 a 900 nm com deutério e lâmpadas halógenas (Modelo UV-2070). As melhores características ópticas e a total programabilidade do UV-2075 combinadas num pacote compacto.

Especificações:

Estabilidade a Temperaturas Mais Elevadas

A uma temperatura mais alta, o teste de estabilidade a longo prazo para eficiência e retenção de mais de 15.000 volumes de colunas demonstra claramente a excelente estabilidade das colunas com tampa final STAR RP-18 da Purospher® STAR.

1.3.5. Testes de adequação do sistema:

O teste de adequação do sistema é parte integrante dos métodos cromatográficos de gás e líquido. O teste de adequação do sistema é usado para descobrir a resolução e reprodutibilidade do sistema cromatográfico. Alguns parâmetros de adequação do sistema comumente usados e o que eles significam para análise são dados abaixo:

A. Placas teóricas (N):

Também é chamado como eficiência da coluna. Uma coluna pode ser considerada como sendo feita de um grande número de placas teóricas onde ocorre a distribuição da amostra entre Fase Líquido-Líquido ou Sólido-Líquido. O número de placas teóricas na coluna é dado pela relação.

N=16 (Tr/W) ^{2}... (1)

Onde,

Tr e W é a largura do tempo de retenção do pico. N deve ser > 2000.

A altura equivalente a uma placa teórica h, HETP, é o comprimento, no qual é estabelecido o equilíbrio cromatográfico entre a fase móvel e a estacionária. O valor do seu critério de qualidade de uma coluna depende do tamanho da partícula, da velocidade do fluxo, da fase móvel (viscosidade) e especialmente da qualidade da embalagem.

h = L/n

L = Comprimento da coluna

n = Número de placas teóricas

B. Tempo de Retenção (Rt):

É o tempo entre a injeção da amostra e o registro do pico cromatográfico. O tempo total de retenção (tR1 ou tR2) é o tempo necessário para que o componente da amostra migre da entrada da coluna (injeção da amostra) para a extremidade da coluna (detector). O tempo de retenção líquido (t'R1 ou t'R2) é a diferença entre o tempo total de retenção e o tempo morto, ou seja, o tempo do componente da amostra permanece na fase estacionária.

C. Resolução (Rs):

A resolução é feita para verificar a eficiência da coluna e os compostos eluídos são resolvidos um do outro para dar o poder de resolução geral do sistema. A separação de dois componentes na mistura, a resolução é determinada pela equação.

Rs = 2 (t2 - t1) / W1+W2. ....(2)

Onde,

t2 e t1 é o tempo de retenção do segundo e primeiro compostos, respectivamente.

W2 e W1 são as larguras correspondentes nas bases do pico obtidas pela extrapolação dos lados rectos dos picos para as linhas de base.

D. Fator de cauda (T):

É a medida de simetria de pico e é a unidade para picos perfeitamente simétricos e o seu valor aumenta à medida que a cauda se torna mais pronunciada.

T=W0.05/2f .... (3)

Onde,

W0.05 é a largura do pico a 5% de altura do componente.

f é a distância do pico máximo até à borda dianteira da altura do pico a partir da linha de base.

E. Fator de capacidade (K):

É a medida da posição do pico no cromatograma, fator de capacidade dá a extensão do atraso de uma substância a ser separada.

K = Tr- a /to ------------------ (4)

Onde,

Tris o tempo total de retenção, para ser o tempo morto.

I. Fator de simetria

A simetria é medida a 10% da altura do pico, onde A é a distância da frente ao máximo do pico e B é a distância do máximo do pico ao fim do pico. Idealmente, a simetria deve ser 1, ou seja, A = B.

Simetria = B/A

Tabela 3: Parâmetros de Adequação e Endosso do Sistema

Parâmetros	**Endosso**
Factor de capacidade (k)	Aproximadamente k > 2,0
Repetibilidade	Desirablerepeatabilidade é RSD $\leq$ 2% paraN $\geq$5.
Resolução (RS)	RS de > 2
Fator de cauda (T)	T de $\leq$2
Placas Teóricas (N)	N>2000

1.4. Conselho Internacional para as Diretrizes de Harmonização 38:

Os métodos analíticos são um componente crítico de qualquer sistema de garantia de qualidade (GQ)/controle de qualidade (CQ) em produtos farmacêuticos. Um bom método analítico eficiente é baseado no bom senso científico da análise e utiliza a instrumentação e técnica mais adequada disponível. São necessárias duas etapas para avaliar um método analítico. Em primeiro lugar, determinar a classificação do método. De acordo com o International Council for Harmonisation (ICH), os métodos analíticos são classificados nos seguintes grupos:

- Testes de identificação
- Medição quantitativa do teor de impurezas
- Testes quantitativos para a meação ativa

Para validação de métodos analíticos, a FDA (EUA) fornece algumas diretrizes na USP e é referida como Oito etapas de validação de métodos analíticos:

1. Precisão
2. Precisão
3. Especificidade
4. Limite de detecção (LOD)
5. Limite de quantificação (LOQ)
6. Linearidade e alcance
7. Robustez
8. Robustez

1.4.1. Parâmetros para a validação do método

1. Precisão:

A precisão é definida como a proximidade do valor medido ao valor verdadeiro da análise, o que às vezes é chamado de veracidade. Precisão para estudos de substâncias e produtos farmacêuticos a serem realizados nos níveis 80, 100 e 120 % da alegação do rótulo, conforme indicado na Diretriz. Para o medicamento, isto é feito através da adição de quantidades conhecidas do medicamento por peso orvolume à formulação placebo para detecção do analito.

2. Precisão

A precisão pode ser definida como "O grau de concordância entre os resultados de testes individuais quando o procedimento é aplicado repetidamente a múltiplas amostragens da mesma amostra homogênea sob as condições prescritas". Uma definição mais abrangente proposta pela ICH divide a Precisão em três níveis: repetibilidade, precisão intermediária e reprodutibilidade. A precisão deve ser analisada utilizando amostras homogêneas e autênticas.

3. Especificidade:

O termo Especificidade é a capacidade de avaliar inequivocamente o analito na presença de componentes que se pode esperar que estejam presentes. Tipicamente estes podem incluir impurezas, degradações, matriz, etc. A especificidade é medida pela resolução, contagem de placas e fator de rejeição.

4. Limite de Detecção (LOD):

O limite de detecção é definido como a menor quantidade de concentração da amostra que pode ser determinada como não-instrumental ou instrumental:

- Com base na Avaliação Visual:
- Com base no sinal-para-ruído:
- Com base no Desvio Padrão da Resposta e na Inclinação: O limite de detecção pode ser expresso como: **DL=3.3σ/S**(5)

Onde,σ representa o desvio padrão da resposta

5. Limite de Quantificação (LOQ):

O limite de quantificação é utilizado especialmente para a determinação de impurezas ou produtos de degradação. É expresso como a concentração da substância a analisar (por exemplo, percentagem, partes por bilião) na amostra. Existem várias maneiras para determinar o limite de quantificação:

- Baseado na Avaliação Visual
- Baseado na abordagem sinal-para-ruído
- Com base no desvio padrão da resposta e na inclinação O limite de quantificação (QV) expresso como

QL =10 σ/S... (6)

Onde,

σ representa o desvio padrão da resposta

S representa a inclinação da curva de calibração a partir da análise

6. Linearidade:

A linearidade é descobrir o quão bem uma resposta de concentração de versos de analito dada está dentro do alcance. A linearidade também é conhecida como os coeficientes de correlação r > 0,999.

7. Gama

O intervalo é definido como o intervalo entre a concentração superior e inferior do analito na amostra que demonstra ser determinada com um nível adequado de precisão, precisão e linearidade.

8. Robustez

O conceito de robustez de um procedimento analítico foi definido como confiabilidade de uma análise com sua capacidade de não ser afetada por pequenas, mas deliberadas variações nos parâmetros do método.

9. Regressão Linear:

A regressão linear é determinar a equação linear para os dados de calibração para gerar uma curva de calibração. A concentração de um analito em uma

amostra pode ser determinada pela comparação de uma medida do desconhecido com a curva de calibração.
Para a equação linear:

Y = m X + C.................................(7)

Onde,

Y= resposta estimada / variável deponente, m = declive da linha de regressão, C= interceptar (valor Y quando X=0)

2.1. Apontar:

- Desenvolvimento e validação de métodos analíticos para estimativa simultânea de Telmisartan e Cilnidipina em formulação farmacêutica

2.2. Objetivos:

- O principal objetivo da validação bioanalítica é assegurar que um procedimento analítico selecionado dará um resultado reprodutível e confiável que seja adequado para a finalidade pretendida.
- Desenvolver e validar o método espectrofotométrico UV e RP-HPLC para a estimativa simultânea do Telmisartan e da Cilnidipina.
- Validar estatisticamente os novos métodos desenvolvidos para garantir a sua precisão, precisão, repetibilidade, reprodutibilidade e outros parâmetros de validação de métodos bioanalíticos, de acordo com as diretrizes da ICH
- O objectivo básico é descobrir o perfil farmacocinético da ciliidipina, e do telmisartan.

3. PERFILES DE DROGAS

1. Telmisartan

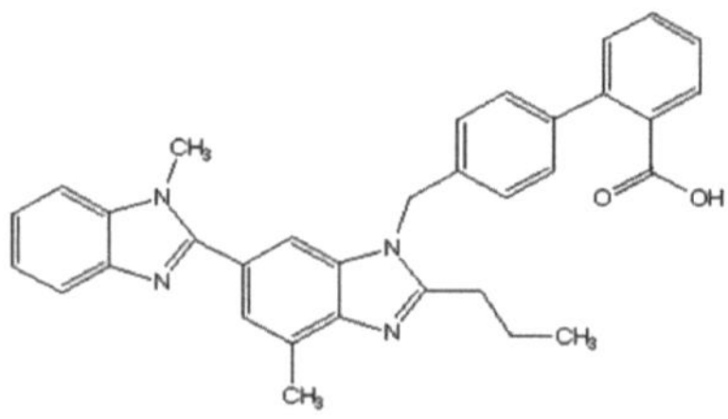

Fig.No.7: Telmisartan

Nomequímico:4'-{[4-metil-6-(1-metil-1H-benzimidazol-2-yl)-2-propil-1H-benzimidazol-1'-yl) metil}-2- ácido bifenil-carboxílico.

1. **Fórmula molecular**: $C_{33}H_{30}N_4O_2$
2. **Peso molecular**: 514.629 g/mol
3. **Categoria**: Anti-hipertensivo
4. **Solubilidade**: Solúvel em acetonitrilo, água, metanol e cloreto de metileno.
5. **Doses de dosagem:** Comprimido.
6. **Mecanismo:** O telmisartan interfere na ligação da angiotensina II ao receptor AT1 da angiotensina II, ligando-se selectiva e reversivamente aos receptores da glândula adrenal e do músculo liso vascular. A angiotensina II activa a síntese e libertação de aldosterona, bloqueando os seus efeitos, o que resulta em diminuições da resistência vascular sistémica. O telmisartan não inibe a enzima conversora da angiotensina ACE.
7. **Interacção com drogas:**

- Se o telmisartan consome com warfarina, o seu metabolismo diminui.
- Quando Acebutolol é tomado com Telmisartan, então a concentração de soro aumenta.
- Quando o telmisartan é tomado com Albendazole, o metabolismo do telmisartan é diminuído.

8. Efeito colateral:

Mais comum

- Taquicardia
- Reacções alérgicas.
- dor sinusal
- Congestão nasal
- Dor nas costas
- Diarreia
- Hipotensão

Menos Comum

- Dores abdominais ou de estômago

- Dor nas costas
- Inchaço ou gás
- Mudanças no apetite
- Tosse
- Diarreia
- Boca seca
- Dor de ouvido ou problemas auditivos
- Febre
- Cansaço ou fraqueza geral
- Aumento da transpiração

Raro

- Mudanças na visão
- Tonturas, tonturas ou desmaios
- Batimento cardíaco rápido
- Colméias grandes
- micção dolorosa ou alterações na frequênciaurinária

9. Armazenamento & Estabilidade: - Armazenado em recipientes bem fechados e resistentes à luz a 5- 30°C. Quando armazenado sob estas condições, o Telmisartan geralmente é estável por 24 meses após a data de fabricação.

3. Cilnidipina

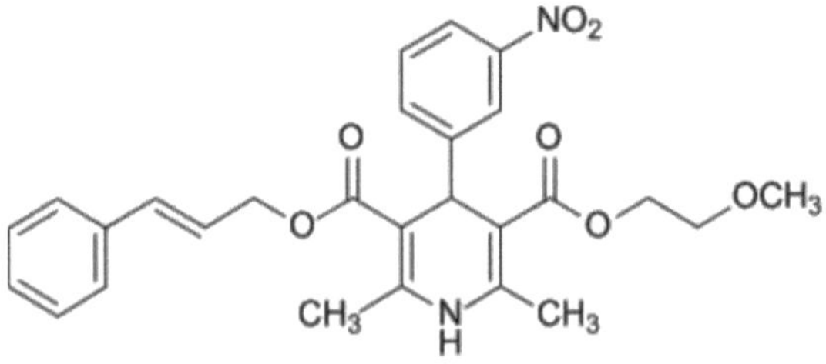

NO_2 O O OCH_3 CH_3 N H CH_3

Fig.No.9: Cilnidipina

Nome IUPAC: 1, 4-di-hidro-2, 6-dimetil-4-(3-nitrofenil)-3,5- ácido piridinodicarboxílico 2-metoxietil(2E)-3-fenil-2-propenil éster .

1. Fórmula Molecular:C27H28N2O7

2. Peso molecular: 492.528 g/mol

3. Categoria: Anti-hipertensivo.

4. Solubilidade: Solúvel em DMSO (>25mg/ml); etanol, Acetonitrilo.

5. Forma de dosagem: Comprimido.

6. Mecanismo: A cilnidipina age no canal de cálcio, inibindo a libertação de norepinefrina e suprimindo o aumento da pressão sanguínea. A cilnidipina actua nos canais de cálcio bloqueando o cálcio que entra e suprimindo a contracção dos vasos sanguíneos, reduzindo assim a pressão arterial.

7. Interacção com drogas:

- Os medicamentos antidiabéticos juntamente com este medicamento podem resultar em alterações nos níveis de glicose, portanto, a monitorização dos níveis de glicose pode ser necessária.
- Drogas anti-epilépticas como fenitoína e carbamazepina e algumas outras drogas como Rifampin, Quinidina e Aldesleukin também devem ser usadas com cautela junto com a Cilnidipina.
- O metabolismo da Warfarin diminui quando administrada com a Cilnidipina.

8. Efeito colateral:

Mais comum

- Perturbações gastrintestinais,
- letargia,
- aumento da frequência ou micção,
- dores musculares,
- impotência,
- função hepática anormal,
- reacção alérgica

Menos comum

- Apertode mãos ou de pés

- Rápido batimento cardíaco
- Hipotensão
- Dizziness
- Aumento da frequência de micção

Raro

- Dores musculares
- Diminuição da libido

9. Armazenamento: Guarde o medicamento num recipiente hermeticamente fechado à temperatura ambiente. Proteger do calor e da luz em excesso. Manter fora do alcance das crianças.

MATERIAIS E MÉTODOS

6.1. Obtenção de amostras de drogas

Tabela 4: Lista de amostras de drogas obtidas

Sr. Não.	Amostra de droga	Fornecedor
1.	Telmisartan	AjantaPharmaceuticals Pvt. Ltd.
2.	Cilnidipina	Ajanta Pharmaceuticals Pvt. Ltd.

6.2. Reagentes e Produtos Químicos

Tabela 5: Lista de Produtos Químicos Utilizados

Sr. Não.	Químico	Nota	Fabricante
1.	Metanol	HPLC	SD fine Chem. Ltd,Mumbai
2.	Água	HPLC	SD fine Chem. Ltd,Mumbai

6.3. Equipamentos/Instrumentos utilizados

Tabela 6: Lista de equipamentos/ instrumentos utilizados

Instrumento	Marca e Modelo
Feixe duplo UV-Visible espectrofotômetro	Jasco, V-630
HPLCInstrumento	Jasco, PUC2080HPLC200047
Balança Eletrônica Digital	Shimadzu, AY-220
Medidor de pH	Thermo Orion 4 estrelas
Banho Ultra-sónicoSonic BathSonicator	Golfinho, 3.5L100H

6.4. Padrão de trabalho:

6.4.1 : Telmisartan:

Fórmula molecular:C33H30N4O2 Peso molecular:514.62 g/mol **6.4.3: Cilnidipina:**

Fórmula molecular: C27H28N2O7 Peso molecular:492.52 g/mol

6.5 : Coluna utilizada:

PurophensR STAR RP-18s

6.6 : Diluente:Com base na solubilidade das drogas,Metanol e Água foi selecionado como diluente na proporção de 80:20.

6.7 Espectrofotometria visível aos raios UV1-4:

6.7.1. Preparação de solução de estoque padrão:

Telmisatan 10mg foi pesado usando balança electrónica (modelo).e dissolvido em pequena quantidade de diluentes e depois completamente dissolvido. Depois disso, o volume foi ajustado para 100 ml em balão volumétrico, para obter a solução 100μg/mlsolução do Telmisartan. A solução de reserva de Telmisartan e Cilnidipinewas também foi preparada seguindo o mesmo procedimento.

6.7.2. Preparação da solução padrão:

A partir da solução de estoque de Telmisartan (TEL) e Cilnidipina (CIL) acima, a solução padrão de 10µg/ml foi preparada separadamente para cada fármaco, digitalizando esta solução em toda a região UV de 200-400nm usando espectrofotômetro de feixe duplo visível por UV e máximos de absorvância para cada fármaco, que é usado para análise posterior.A partir da solução de estoque de Telmisartan e Cilnidipina foram preparadas as soluções padrão de várias concentrações para cada droga e medir sua absorvância nos máximos de absorvância de cada droga e uma curva de calibração foi preparada.

6.7.3. Preparação da solução da amostra:

Da solução de caldo acima de Telmisartan e Cilnidipina 1ml de cada droga foi tomada e transferida em um frasco volumétrico de 10ml, misturar bem e o volume foi feito para marcar usando o mesmo solvente. Em seguida, a absorção desta solução de amostra mista foi medida no respectivo λmax de cada fármaco.

6.7.4 Análises de formulação farmacêutica:

Vinte comprimidos de Met XL Trio 50 foram tomados e o seu peso médio foi determinado e depois foram apressados para pó fino. O pó equivalente a 10 mg de Telmisartan foi tomado em um frasco volumétrico de 100 mL, dissolvido no respectivo diluente selecionado com agitação vigorosa por 5-10 min. e o volume perfazendo a marca do solvente insame. A solução foi então filtrada através do papel Whatman's filterter no. 41, esta solução contém 100 µg/ml de MET, 80 µg/ml de TEL e µg/mL de CIL. Em seguida, 2ml da solução de caldo de amostra foram tomados em um frasco volumétrico de 10 mL. Em seguida, 0,4 mL de solução padrão de TEL (100 µg/mL) e 1,6 mL de solução padrão de CIL (100 µg/mL) foram adicionados a ele e o volume final foi composto com o solvente utilizado. Esta solução da amostra foi então analisada a 299 e 242 nm de comprimento de onda e os valores da absorvância foram substituídos nas respectivas equações (Eqn. 1, 2 e 3) para obter o conteúdo de TEL e CIL respectivamente.

6.8. Desenvolvimento do método UV:

6.8.1. Método de equação simultânea

Dos espectros sobrepostos das drogas Telmisartan e Cilnidipine mostram máximos de absorção a 299nm e 242nm respectivamente. A solução padrão de trabalho é analisada na faixa de concentração 5-55µg/ml para Telmisartan 5-50µg/ml e 4-24µg/ml para Cilnidipina respectivamente. Em um frasco volumétrico de 10 ml foi tomado 1 ml cada de solução de reserva de todos os fármacos, misturado bem, diluído até a marca usando solvente e a absorvância foi medida em comprimentos de onda selecionados.

Cx = A1 (ay2az3 -az2ay3) - ay1 (A2az3 -az2A3)+ az1(A2ay3 - ay2A3)/ax1 (ay2az3 - az2ay3) -ay1 (ax2az3 - az2ax3) + az1 (ax2ay3 - ay2ax3) .Eq(1)Cy = ax1 (A2az3 - az2A3) - A1 (ax2az3 - az2ax3) +az1 (ax2A3 - A2ax3) / ax1 (ay2az3- az2ay3) -ay1 (ax2az3 - az2ax3) + az1 (ax2ay3 - ay2ax3) ...Eq(2)
Cz=ax1(ay2A3 - A2ay3) - ay1(ax2A3 - A2ax3) +A1(ax2ay3 - ay2ax3) / ax1(ay2az3 - az2ay3) -ay1(ax2az3 - az2ax3) + az1(ax2ay3 - ay2ax3) ...Eq(3)
Onde,A1, A2 e A3 são a absorvância da amostra a 224 nm, 242 nm e 299 nmrespectivamente. ax1, ax2 e ax3 são a absorvância do MET a224, 242 e 299 nm respectivamente.ay1, ay2 e ay3 são a absorvância do CIL a224, 242 e 299 nm respectivamente. az1, az2 e az3 são a absorvância do TEL a224, 242 e 299 nm respectivamente.

6.9. Método HPLC:

6.9.1. Preparação da fase móvel:

A fase Móvel foi preparada usando Metanol e água de grau HPLC (80:20). Foi filtrada através do filtro de membrana 0.45µ. A desgasificação da fase móvel foi feita por sonicação durante 15 minutos. A temperatura da coluna foi mantida a 30°C.

6.9.2. Preparação da solução de estoque:

Solução-mãe padrão contendo Telmisartan e Cilnidipina foram preparadas individualmente, dissolvendo 10 mg de cada medicamento em frasco volumétrico de 100ml, utilizando diluente e volume, até a marca para obter a solução 20µg/ml de solução.

6.10. Desenvolvimento do Método HPLC:-

6.10.1. Seleção do comprimento de onda UV apropriado:-

O comprimento de onda adequado para a detecção de cada droga foi determinado pela solução de varredura de cada droga na faixa de 200-400nm.

6.10.2. Estado cromatográfico:-

A fase móvel foi preparada usando Metanol e água (8:1). A desgasificação da fase móvel foi feita por sonicação durante 40 minutos. A taxa de fluxo foi ajustada para 1 ml/min. Todos os fármacos apresentam boa absorção a 254 nm, que foi selecionada como comprimento de onda para análise posterior. A temperatura da coluna foi mantida à temperatura ambiente.

RESULTADOS E DISCUSSÃO

7.1. ESPECTROFOTOMETRIA VISÍVEL

7.1.1. Determinação do comprimento de onda UV apropriado:

Após a varredura de soluções padrão (10 μg/ml) de Telmisartan e Cilnidipina em metanol e água foi selecionado um comprimento de onda apropriado para 299 nm para Telmisartan e 242 nm para Cilnidipina como mostrado na Fig. 10,

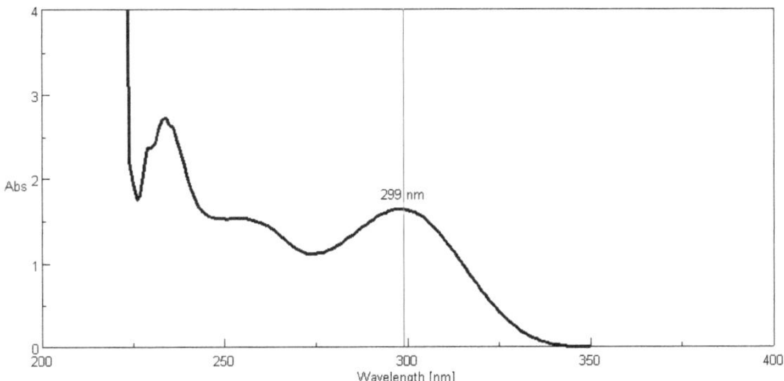

11 e Fig. 12.

Fig11:-Spectra de Telmisartan em Metanol e água (80:20) a 299nm.

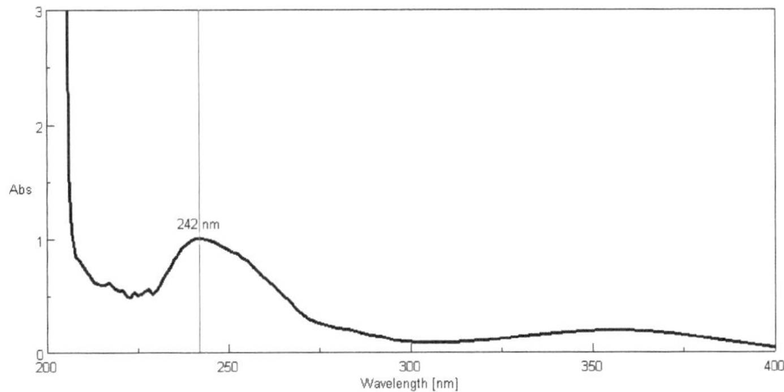

Fig12:-Spectra de Cilnidipina em Metanol e água (80:20) a 242nm.

7.1.1.1 Parâmetros do método de equação simultânea:

Tabela.7: Parâmetros do método optimizado para o método da equação simultânea

Sr. Não.	Parâmetros do método	Parâmetros otimizados
1	Solvente	Acetonitrilo e água (50:50)
2	Alcance de digitalização	200 nm a 400 nm
3	Velocidade de digitalização	Médio
5	Comprimento de onda analítico paradeterminação do Telmisartan	299nm
6	Comprimento de onda analítico paradeterminação da Cilnidipina	242nm

7.1.1.2 Linearidade:

As curvas de calibração foram traçadas para Telmisartan e Cilnidipine a 299 nm e 242 nm, respectivamente. Todos os medicamentos mostraram linearidade e a Lei da Cerveja obedeceu na faixa de concentração de 5-55 µg/ml para succinato de metoprolol, 5-40 µg/ml para telmisartan e 4-24 µg/ml para ciliidipina. O coeficiente de correlação das curvas de calibração foi de 0,9949 e 0,9989 para o telmisartan e a ciliidipina respectivamente.

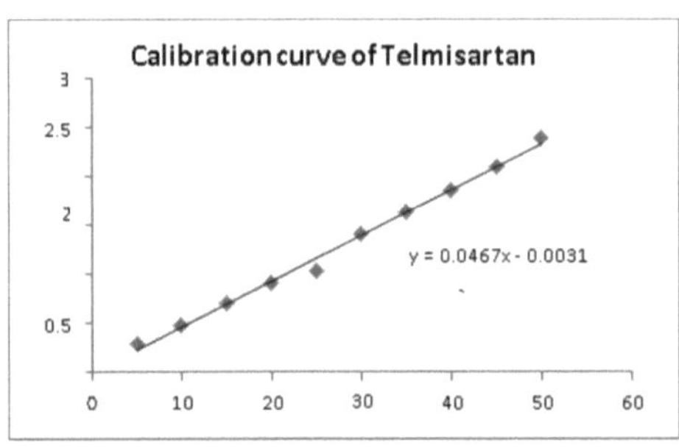

Fig14:-Padrão de calibração da Telmisartan

Tabela no.9:-Linearidade do Telmisartan

Concentração(μg/ml)	Absorção
5	0.2883
10	0.4798
15	0.7086
20	0.9154
25	1.0370
30	1.4007
35	1.6352
40	1.8596

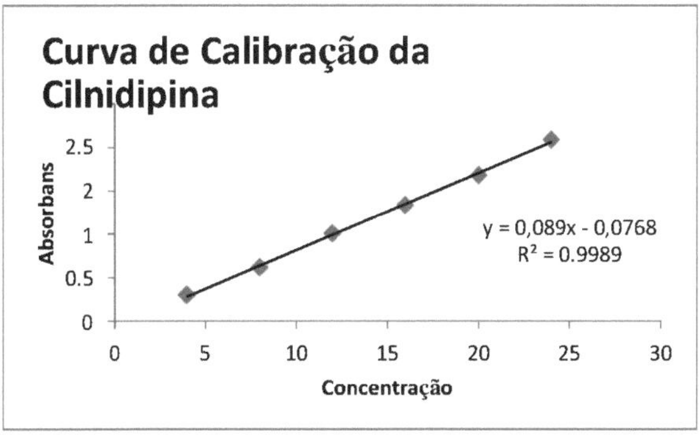

Curva de Calibração da Cilnidipina

Absorbans

Concentração

y = 0,089x - 0,0768

R^2 = 0.9989

Fig15:-Padrão de calibração da Cilnidipina

Tabela nº 10:-Linearidade da Cilnidipina

Concentração(μg/ml)	Absorção
4	0.2986
8	0.6156
12	1.0093
16	1.3302
20	1.6790
24	1.9010

7.1.1.3 Precisão:

A precisão é estudada em termos de precisão intradiária e interdiária. Três concentrações de TEL e CIL foram selecionadas em uma mistura e analisadas por método (n=3). Para intraday, a análise foi realizada em diferentes intervalos no mesmo dia e para inter-dia, a análise foi realizada em três dias diferentes. Os desvios padrão relativos (% R.S.D.) para precisão intradiária e inter-dia foram calculados como estudo de precisão. O resultado do estudo de precisão intradiário e inter-dia é apresentado na tabela nº. 11 e 12, respectivamente.

Tabela no.11: Estudos de precisão Intraday

Sr. Não	Concof medicamento (µg/ml)	Absorção		SD		%RSD	
		TEL	CIL	TEL	CIL	TEL	CIL
1	20 (n=3)	0.9154	1.6790	0.0099	0.0255	0.0497	0.1279
		0.8967	1.6356				
		0.9089	1.6808				

Mesa. No.12: Estudos de precisão inter-dia

Sr. Não	Conc. de droga (µg/ml)	Absorção		SD		%RSD	
		TEL	CIL	TEL	CIL	TEL	CIL
1	20 (n=3)	0.9202	1.6689	0.0106	0.0176	0.0530	0.0880
		0.9007	1.6425				
		0.9177	1.6759				

7.1.1.4. Precisão

A validade e confiabilidade do método proposto foi avaliada por estudos de recuperação pelo método de adição padrão.

Tabela no.13: Estudo de recuperação

Nível de recuperação	% Recuperação Média ±RSD*	
	TEL	**CIL**
80%	99.08±0.60	98.11±0.45
100%	100.61±0.47	101.12±0.55
120%	99.23±0.11	101.55±0.42

7.1.1.5 Limite de detecção:

O limite de detecção foi determinado usando a fórmula:

LOD = 3.3σ/S.. (11)

Onde,
LOD é o limite de detecção, σ é o desvio padrão, S é a inclinação da curva de calibração.
O LOD foi encontrado em 0,713086 para Telmisartan e 0,94550 para Cilnidipina no comprimento de onda de 224nm, 299nm e 242nm.

7.1.1.5 Limite de quantificação:

O limite de Quantificação foi determinado usando a fórmula:

LOQ = 10 σ/S..(12)

Onde,
LOQ é o limite de quantificação, σ é o desvio padrão; S é a inclinação da curva de calibração.

O LOQ foi encontrado em 2.16086 para Telmisartan e 2.86516 para Cilnidipina e no comprimento de onda, 299 nm e 242 nm.

Mesa. 14: Limite de detecção e limite de quantificação

Parâmetro	TEL(299 nm)	CIL(242 nm)
LOD (µg/ml)	0.71308	0.94550
LOQ (µg/ml)	2.16086	2.86516

Tabela.15: Características de Regressão

Parâmetros	TEL	CIL
Comprimento de onda (λ max)	299nm	242nm
Gama de Direito da Cerveja	5-_50μg/ml	4-_24μg/ml
Regressão Eq.(y=mx+c)	y = 0,046x - 0,003 R² = 0,994	y = 0,089x - 0,076 R² = 0,998
Inclinação (m)	0.046	0.089
Interceptar (c)	0.003	0.076
Correlação Coeficiente (R2)	0.994	0998
Desvio padrão	0.0106	0.0255

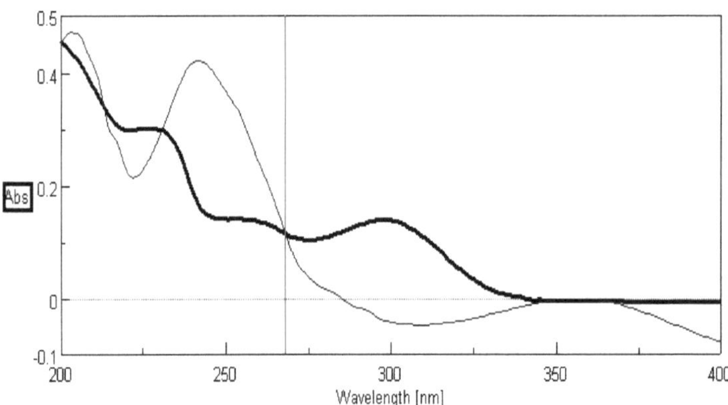

Fig 16: Espectros de absorção de Telmisartan e Cilnidipina sobrepostos mostram ponto de absorção isoabsorvente a 216 nm em Metanol e água (80:20).

7.1.1.6 Análise da formulação comercializada Tabela no.16: Análise da formulação de comprimidos

Droga	Alegação de etiqueta (mg/tabela)	Quantidade de droga Estimado (mg/tabela)	% de reivindicações da etiqueta Estimado ± S.D
MET	50	49.28	99.76
TEL	40	38.99	98.33
CIL	10	8.89	98.88

7.2 Desenvolvimento do método HPLC:

7.2.2Estimativa de Telmisartan:

Figura.18: Cromatograma de Telmisartan

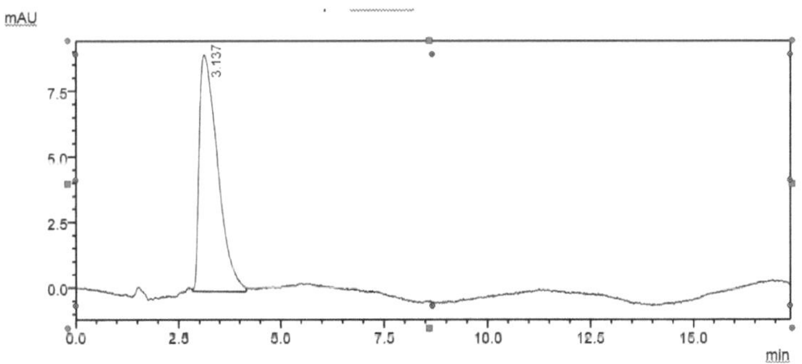

Tabela.18: Dados cromatográficos para Telmisartan

Nome	R.T. (min)	Área [μV.seg]	Resolução Fator	Não. de Chapas	Capacidade Fator	Assimetria Fator
Telmisartan	3.928	2389639	0.00	9437	0.21	1.04

Área Total de Pico = 2818234 [μV.Sec]

7.2.3Estimação de Cilnidipina

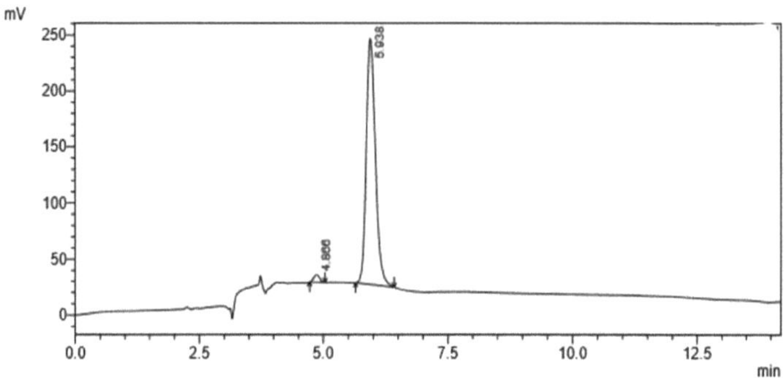

Figura.19: Cromatograma de Cilnidipina

Tabela.19: Dados cromatográficos para a Cilnidipina

Nome	R.T. (min)	Área [µV.seg]	ResolutionFactor	Sem .ofPlates	CapacityFactor	Assimetriafactor
Cilnidipina	5.938	2804475	0.00	5154	0.22	1.30

Área Total de Pico =2857873 [µV.Sec]

7.2.4 Separação de Telmisartan e Cilnidipina em mistura:

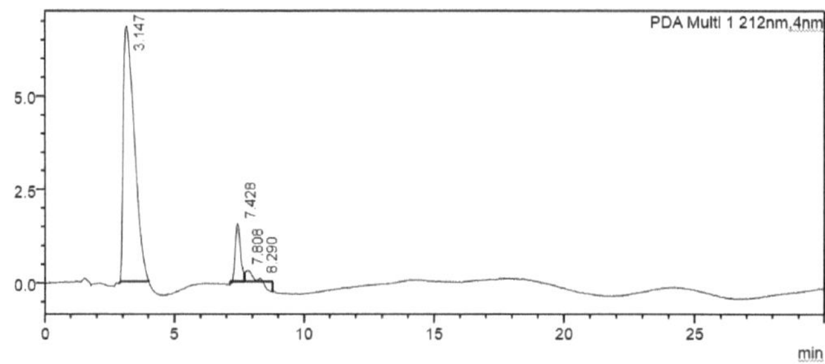

Fig.20: Telmisartan e Cilnidipina em mistura combinada

Mesa. 20: Dados cromatográficos para Telmisartan e Cilnidipina em mistura

Nome	R.T. (min)	Área [µV.seg]	Resolução fator	Não. de Chapas	Capacityfactor	Assimetria fator
TEL	3.958	2279649	7.20	8937	0.23	1.04
CIL	5.992	2904475	7.15	6254	0.12	1.40

CONCLUSÃO

Método Espectroscópico UV:

A combinação de Telmisartan e Cilnidipina desempenha um papel vital no tratamento do paciente que sofre de Hipertensão Arterial. Assim, este presente trabalho fornece um método muito simples e preciso para a estimativa simultânea de Telmisartan, Cilnidipina. No método da equação simultânea, o comprimento de onda selecionado para análise foi de 299nm para Telmisartan e 242nm para Cilnidipina. A linearidade do método é observada na faixa de concentração e 5-45µg/ml para Telmisartan e para Cilnidipina é 4-24µg/ml, com bom coeficiente de correlação 0,998 e 0,991 respectivamente. O método é validado de acordo com as diretrizes da ICH e todos os parâmetros de validação foram estudados para o método proposto como linearidade, precisão, LOD, LOQ respectivamente.Na análise por HPLC determinamos vários parâmetros de adequação do sistema, como Tempo de Retenção, Fator de Resolução, Fator de Capacidade, Nº de placas heroicas e Fator de Assimetria para telmisartan e cilnidipina**.** Este método validado foi encontrado como rápido, preciso, preciso, sensível e reprodutível. Assim, pode-se concluir que os métodos espectrofotométricos e HPLC desenvolvidos são precisos, precisos e podem ser empregados com sucesso para a estimativa simultânea de Telmisartan,Cilnidipina a partir de granel e dosagem farmacêutica.

REFERÊNCIAS

1. S.L. Bodhankar e N.S.Vyawahare, 2010, Pathophysiology, 2.17-2.22.

2. K.D. Tripathi.(2010),Medical Pharmacology,Jaypee Brothers, Medical publisher (p) Ltd, New Delhi, sexta edição, 135.142.486.489.539-553.564.566.570.

3. Gerard J. Tortora P e Bryan Derrickson. Principles of Anatomy and Physiology, 696- 703.750-756.798.799.

4. Siyad AR. Hypertension, Hygeia Journal for Drug Medicines. 2011; 3,(1): 116.

5. Hodgkinson J, Mant J, Martin U. Eficácia relativa da monitorização clínica e domiciliar da tensão arterial com monitorização ambulatorial no diagnóstico de hipertensão: Revisão sistemática. British Medical Journal.2011; 342.

6. https://en.wikipedia.org/wiki/Hypertension.

7. Moore M.A, Epstein MD. Current strategies for management of hypertensive renal disease, Archives Internal Medication.1999; 159:23-38.

8. 8Bakris GL. The role of combination antihypertensive therapy and the progression of renal disease hypertension, American Journal Hypertension. 1998; 11:158S-162S.

9. Rodgers PT. Terapia combinada de drogas em hipertensão: Uma abordagem racional para o farmacêutico, Journal American Pharmacuetical Association. 1998; 38:469-479.

10. Epstein M.S. Abordagens mais recentes à terapia anti-hipertensiva: uso de terapia combinada em dose fixa, Arquivos Medicação Interna. 1996; 156 (17):1969-1978.

11. http://www.sciencedirect.com

12. Holler F, James Skoog, Douglas A, Donald M. Fundamentals of analytical chemistry, Philadelphia: Saunders College Pubulication. Quinta edição, 1996.

13. Nieman, Timothy A., Skoog, Douglas A., Holler F., James, Principles of instrumental analysis, Pacific Grove, CA: Brooks/Cole. Quinta edição. 1998.

14. Khopkar SM. Conceitos básicos de química analítica. Segunda edição. New Delhi: New Age International Limited Publishers. 1998:178-179.

15. .Fifield FW, Kealey D. Princípios e prática da química analítica. Quinta edição. EUA: Blackwell Publishing, 2004; 2:5-7.

16. Frank Settle. Manual de técnicas instrumentais para química analítica. NJ: Prentice Hall PTR: 1997; 17, 19, 56, 57.

17. Skoog DA, West DM, Holler FJ. Química analítica uma introdução, Saunders College Publications, Quinta edição. 1996: 1-3.
18. Nieman N.W, Skoog DA, Holler FJ, Timothy A. Principle of instrumental analysis, Fifth edition, Eastern Press, Banglore, 2004; 1-2, 678-688, 695-696.
19. Chatwal GR, Anand SK. Instrumental methods of chemical analysis, Quinta edição, Himalaya Publishing House, Delhi, 2004; 1.6-1.7, 2.156-2.158.
20. Sharma BK. Instrumental methods of chemical analysis, Twenty First edition, Goel Publishing House, Meerut, 2002; 3 -5,10.

21. Willard HH, Merritt LL, Dean JA, Settle FA. Instrumental methods of analysis, Sétima edição, CBS Publishers and Distributors, Delhi, 2001; 3, 465-506, 513-522,530-534.
22. Ohannesian L, Streeter AJ. Handbook of pharmaceutical analysis, Marcel Dekker, New York, 2002; 117:219-221.
23. Jeffery H, Basset J, Mendham J, Denney RC. O Manual de Análise Química Quantitativa da Vogel. Quinta edição. Inglaterra: Longman Publication. 1996: 647-649.
24. Brawn RD. Introdução à análise instrumental. Primeira edição. Hyderabad: Pharma Book Syndicate. 2006: 839-8898.
25. Anjaneyulu Y, Chandrasekhar K, Manickam V. A textbook of analytical chemistry, Pharma Book Syndicate; 2005: 275-282.
26. Beckett AH, Stenlake JB. Practical pharmaceutical chemistry (parte 2), Fourth edition, CBS Publishers and Distributors, Nova Deli, 1997; 275-295.
27. Hamilton RJ, Sewell PA, Introduction to HPLC, Segunda edição, Chapman and Hall, Londres, 1982; 189.
28. Dong MW Aspectos regulamentares da análise HPLC: Sistema HPLC e validação de métodos. Em Dong MW (org.) HPLC moderno para cientistas praticantes. John Wiley & Sons, 2006: 230.
29. Sethi P.D. HPLC _High Performance Liquid Chromatography', Quantitative Analysis of Pharmaceutical Formulations,First edition, CBS Publishers and Distributors, New Delhi, 2001; 3-11, 18-20, 24, 27-28, 116-120.
30. ChandramouliR.P, Pavan K, Kale V.B. Desenvolvimento e validação de métodos analíticos para análise pré-clínica, Journal Pharmaceutical Science & Research. 2010; 1(6): 795-803.

31. Lloyd RS, Joseph JK. Desenvolvimento prático do método HPLC, Nova Iorque: Wiley. 1998; 2: 1-7, 101-139, 234-247.
32. http://en.wikipedia.org/wiki/Ultraviolet%E2%80%93visible_spectroscopy

33. http://en.wikipedia.org/wiki/Highperformance cromatografia líquida.

34. www.chem.agilent.com/cag/cabu/terms&def.htm.

35. www.pharmaguideline.com/2011/09/resolution-factor-telling-factor.html.

36. Placa https://en.wikipedia.org/wiki/Theoretical.

37. http:// www.thermofisher.com

38. Diretriz Tripartite Harmonizada da ICH: Validação do procedimento analítico: texto e metodologia (Q2R1), Conferência Internacional sobre Harmonização, Genebra, Suíça, 2005.

39. Farmacopeia indiana, Governo da Índia, Ministério da Saúde e da Família, vol, publicado pela comissão da farmacoepia indiana, Ghaziabad.

40. . K. D. Tripathi. (2010), Medical Pharmacology, Jaypee Brothers, Medical publisher (p) Ltd, Nova Deli, sexta edição,539-551.

41. Charles R. Craig, Robert E. Stitzel Farmacologia moderna com aplicações clínicas, quinta edição.

42. Indian Pharmacopoeia, Volume III, Government of India, Ministry of Health and Family Welfare, publicado por The Indian Pharmacopoeia Commission, Ghaziabad 2007, 1550- 1551.

43. ICH, Q2A Validação de Procedimentos Analíticos: Consensus Guidelines; ICH Harmonized Tripartite Guidelines, 1994.

44. Pravin Y.Khandagale, Nitin S.Bhajipale, Amol V Badkhal, desenvolvimento e validação do método RP-HPLC para estimativa simultânea de Cilnidipina e Telmisartan em forma de dosagem farmacêutica cominada. Revista internacional de pesquisa em farmácia, 2017, 8(9), 118-120.

45. Madhuri A. Ilingc, DhawaniK.Desai, Ekta S.Patel, Rashmi Singh, Rima Chavda e Dhaval Patel,Desenvolvimento e validação do método espectrofotométrico UV para estimativa simultânea de succinato de Cilnidipina e Metoprolol em drogas a granel e forma de dosagem combinada,biblioteca de pesquisa de estudiosos, 2015, 7(7), 299-306.

46. Kharat S.S, AndhaleS.P.andSaudagar R.B. Um método RP-HPLC validado para a determinação de cilnidipina a granel e dosagem farmacêutica, revista mundial de farmácia e ciências farmacêuticas volume 6, número 3, 1184-1195.

47. Ramanlal N. Kachave,Mayura Kale,Rajendra D. Wagh,Simultaneous Estimation of Cilnidipine and Valsartan by RP-HPLC in Tablet Formulation.Eurasian Journal of Analytical Chemistry, 2016, 11(5), 245-253.

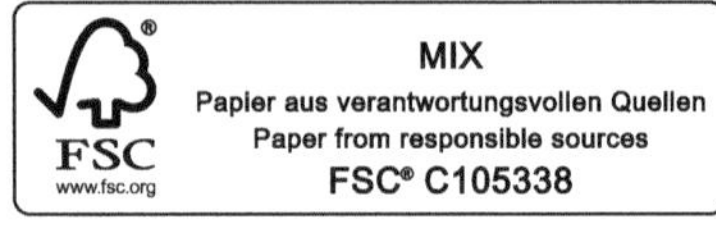

Printed by Books on Demand GmbH, Norderstedt / Germany